HOPITAL DES ENFANTS-MALADES
SERVICE DE M. LE DOCTEUR DE SAINT-GERMAIN

TRAITEMENT
DU
BEC-DE-LIÈVRE CONGÉNITAL

PAR

M. BARRAUD
Interne du service.

PARIS
G. STEINHEIL, ÉDITEUR
SUCCESSEUR DE H. LAUWEREYNS
2, RUE CASIMIR-DELAVIGNE, 2

1885

Hôpital des Enfants-Malades. — Service de M. le Dr de Saint-Germain.

TRAITEMENT

DU

BEC-DE-LIÈVRE CONGÉNITAL

HOPITAL DES ENFANTS-MALADES

SERVICE DE M. LE DOCTEUR DE SAINT-GERMAIN

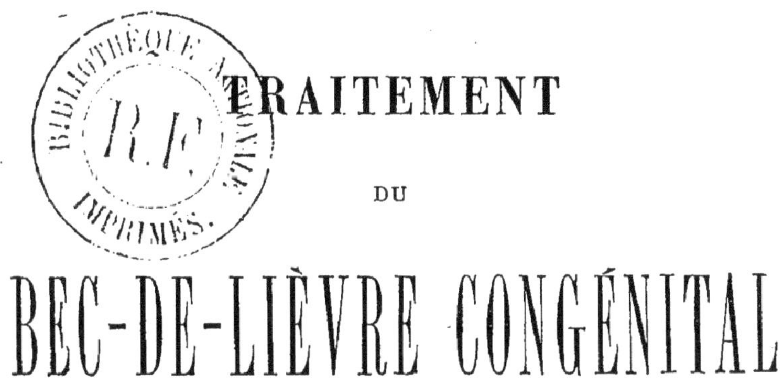

TRAITEMENT

DU

BEC-DE-LIÈVRE CONGÉNITAL

PAR

M. BARRAUD

Interne du service.

PARIS

G. STEINHEIL, ÉDITEUR

SUCCESSEUR DE H. LAUWEREYNS

2, RUE CASIMIR-DELAVIGNE, 2

1885

Hôpital des Enfants-Malades. — Service de M. le Dr de Saint-Germain.

TRAITEMENT

DU

BEC-DE-LIÈVRE CONGÉNITAL

Notre intention, en publiant ce travail, n'est pas de faire un historique complet des différentes méthodes opératoires préconisées contre le bec-de-lièvre. Il nous faudrait, pour cela, rééditer ce qui a déjà été dit maintes et maintes fois, dresser une liste interminable d'auteurs qui ont donné des procédés nouveaux ou modifié ceux de leurs devanciers, faire, en un mot, œuvre de bibliographe et non de thérapeutiste.

Notre but est plus simple et peut-être plus pratique ; il consistera à décrire aussi clairement que possible le procédé de notre excellent maître, M. de Saint-Germain, à faire ressortir les indications et les contre-indications du traitement, à en exposer le manuel opératoire, enfin à tirer des observations que nous possédons les motifs qui nous font croire à la supériorité de la méthode qu'il a adoptée. C'est, en effet, depuis la publication de son *Traité de chirurgie orthopédique*, qu'il a modifié cette opération, et nous sommes heureux de pouvoir en donner, pour la première fois, une description complète.

INDICATIONS ET CONTRE-INDICATIONS.

Le traitement du bec-de-lièvre n'est pas seulement minutieux comme manuel opératoire, il l'est encore par le choix du moment opportun, par l'étude des conditions desquelles dépendent le succès ou le revers.

C'est peut-être à la connaissance approfondie de ces facteurs autant qu'au choix du procédé chirurgical que l'on doit les beaux résultats publiés dans les statistiques récentes. Aussi commencerons-nous par étudier en détail les motifs qui doivent guider le chirurgien dans la conduite à tenir, c'est-à-dire les indications et les contre-indications de l'opération.

En première ligne se place l'âge du sujet. Il n'est peut-être pas une autre question de chirurgie infantile, à part la trachéotomie, qui ait soulevé autant de discussions que celle de l'âge auquel on doit opérer les enfants atteints de bec-de-lièvre, et encore aujourd'hui il ne faudrait pas consulter beaucoup de nos maîtres pour recueillir des avis différents. D'où vient cette divergence d'opinions? « Les impressions personnelles, plutôt qu'une étude sérieuse de la statistique, ont guidé la conduite des premiers chirurgiens et expliquent suffisamment leurs avis contradictoires. »

Dirigés par le raisonnement plutôt que par la pratique, ils ont pu soutenir les opinions les plus opposées et apporter, les uns et les autres, d'excellents arguments théoriques à l'appui de leurs thèses. De la sorte, ils ont posé des règles qu'ils considéraient comme immuables, mais qu'une pratique plus longue, qu'un examen plus impartial des résultats sont venus bientôt infirmer ; et, à ce point de vue, un historique rapide montrera l'influence qu'a exercé l'imagination pure sur la conduite chirurgicale.

Dans le XVIIe et le XVIIIe siècle, époque à laquelle remonte l'origine de la controverse, les chirurgiens formulent des avis nettement opposés ; les uns se montrent partisans de l'intervention hâtive, les autres se déclarent défenseurs de l'opération différée. Parmi les premiers, nous trouvons les noms de Roonhuysen, qui veut intervenir à dix semaines, de Muys, son compatriote, qui opère à 6 mois, « craignant la sécabilité des tissus », de Heister, de Busch (1) ; contre eux s'élève la voix de Dionis et Garengeot, qui ne veulent opérer qu'à 4 ou 6 ans, donnant comme raison « la possibilité d'agir sur le moral de l'enfant qui, sensible à la difformité et désireux de

(1) *Mémoire sur le bec-de-lièvre*, 1767.

la faire cesser, secondera de son mieux l'opérateur (1) ». Boyer et Dupuytren défendent, par crainte de l'hémorrhagie, la même pratique, mais elle est combattue par Delmas père (de Montpellier), par Bonfils (de Nancy), qui opèrent aussitôt après la naissance ; ce dernier se contente « pour maintenir en contact les surfaces avivées, de bandelettes agglutinatives et d'une main intelligente qui, pressant d'avant en arrière les deux joues, attire pendant soixante-douze heures les tissus l'un vers l'autre. Il n'eut jamais de revers que pour avoir trop préjugé de l'adresse et de la sollicitude de ses aides (2) ». Ces travaux eurent peu de retentissement jusqu'au jour où P. Dubois signale, en 1845, à l'Académie royale de médecine, 7 cas de guérison sur des sujets âgés de 15 à 30 jours, et se montre, de même que Roux, partisan de l'opération hâtive dans les cas simples, légitimant sa manière de faire par les paroles suivantes : « La guérison des enfants répond à un besoin ardent des parents ; la naissance d'un enfant atteint d'un bec-de-lièvre est un grand malheur, surtout pour une famille qui occupe, par ses lumières ou sa fortune, une haute position sociale, et le chirurgien peut s'inspirer de cette considération pour tenter une guérison hâtive ». Malgré ces raisons extra-médicales, la pratique de cet auteur fut imitée jusqu'en 1856, époque à laquelle la même question est soulevée à la Société de Chirurgie à propos d'un enfant opéré à 12 jours par Guersant. Denonvilliers et Michon condamnent cette conduite, tandis que Lenoir, Danyau et Marjolin la soutiennent. Guersant, Broca, Chassaignac, Demarquay, Gosselin, se montrent éclectiques, subordonnant leur pratique aux cas particuliers. Plus tard, en 1866, nous retrouvons dans la thèse de Thévenin, inspirée par Giraldès, cette phrase, qui reflète la pratique du maître : « L'opération, faite immédiatement après la naissance, nous paraît tout à fait justifiable. Les inconvénients

(1) De Saint-Germain. *Chirurgie orthopédique.*

(2) Ancelon. *De l'opération du bec-de-lièvre pratiquée immédiatement après la naissance.* (*Union médicale*, 1848.)

qu'on lui a attribués ne nous paraissent pas égaler les avantages qu'on lui a refusés ou au moins contestés (1). » Cette opinion est aussi défendue par Bouisson, qui dit : « En somme, l'opération précoce, lorsque le chirurgien est consulté opportunément, obtiendrait notre préférence (2) ». La pratique des accoucheurs avait donc gain de cause lorsque M. de Saint-Germain a cherché à préciser davantage les conditions d'opportunité. Il est, lui aussi, partisan de l'opération hâtive dans certains cas, mais il diffère complètement de la manière de voir de Bouisson, lorsque celui-ci dit : « Nous nous croyons fondé à déclarer, malgré les assertions contraires, que c'est une époque (de la dentition jusque vers la 4e année) véritablement ingrate pour l'opération ». Non, ce n'est pas une époque ingrate ; bien au contraire, c'est le moment qui doit être préféré dans certaines formes de bec-de-lièvre. La période favorable pour l'intervention, d'après le chirurgien de l'hôpital des enfants, varie donc suivant que le bec-de-lièvre est simple ou compliqué, ou plutôt suivant que l'opération nécessitera ou non une lésion osseuse. Le bec-de-lièvre qui n'intéresse que les parties molles est opéré par lui dans les premiers jours qui suivent la naissance ; il respecte jusqu'à l'âge de 1 an au moins celui qui nécessite une réclinaison ou une résection des os intermaxillaires ou qui, par suite de difformité considérable de la face, exige une cheiloplastie. Cette distinction est fondamentale et basée sur les trois remarques suivantes, que lui permet de formuler une longue pratique chirurgicale de l'enfance.

1° *Les tout jeunes enfants supportent très bien une opération simple à la condition qu'elle ne donne pas lieu à une hémorrhagie abondante.* — Le plus grand danger qu'il y ait à craindre lorsqu'on opère le bec-de-lièvre chez le nouveau-né ou l'enfant jusqu'à deux et trois mois, c'est l'hémorrhagie. Si l'on se

---

(1) *Considérations sur le bec-de-lièvre compliqué*, 1866.

(2) Article Bec-de-lièvre du *Dict. encyclop. des sciences médicales.*

met en garde contre cet accident, on peut intervenir à peu près sûrement. Cette opinion avait déjà été soutenue par Boyer et Dupuytren. Or, lorsque les parties molles doivent seules être intéressées, il n'y a guère à redouter cette complication : deux pinces hémostatiques appliquées de chaque côté sur les lèvres de façon à comprimer les coronaires suffisent à l'éviter, et la compression qu'elles déterminent ne peut pas amener de sphacèle, attendu qu'elle est maintenue seulement pendant le temps nécessaire à l'avivement des surfaces, c'est-à-dire un temps très court. Aussitôt que les lèvres de la plaie sont réunies par les sutures, le léger écoulement de sang qui s'est produit s'arrête. Cette facilité de combattre l'hémorrhagie que craignaient tant et à juste titre les auteurs précités est une des raisons principales pour lesquelles M. de Saint-Germain se montre partisan de l'opération hâtive, c'est-à-dire de l'opération pratiquée entre quinze et trente jours.

Mais si au lieu d'achever une opération en deux coups de ciseaux, comme dans les cas précédents, il faut décoller la muqueuse, récliner ou réséquer un os intermaxillaire, les conditions sont changées et le résultat qui attend le chirurgien est tout différent. On a beau appliquer des pinces sur les coronaires, les vaisseaux qui irriguent la partie supérieure de la muqueuse gingivo-buccale et ceux qui nourrissent l'os donnent du sang, en faible quantité, c'est vrai, mais en quantité suffisante cependant pour tomber dans la bouche de l'enfant et amener des accidents sérieux du côté des voies respiratoires. Quelquefois on est obligé d'interrompre l'opération pour s'occuper de la vie du patient qui est menacée d'une façon immédiate et, durant cet intervalle, le sang coule toujours; il vient recouvrir les bourrelets muqueux qu'il cache à l'opérateur. Or, qu'on songe à toute la minutie qui est nécessaire pour en aviver la surface et l'on comprendra combien il est nécessaire que le chirurgien ne soit gêné ni par le sang, ni par la main d'un aide occupé à faire de la compression dans la partie supérieure de la plaie. L'hémorrhagie est donc dangereuse pour l'enfant, dont elle peut amener la mort immédiatement par obstruction des voies aériennes, tardivement par la faiblesse qu'elle détermine à sa suite ; enfin elle peut entraver la beauté de la guérison par la gêne qu'elle cause au chirurgien au moment où il avive ses lambeaux ou pratique ses sutures ; il suffit en effet de quelques caillots emprisonnés entre les lèvres cruentes pour compromettre la régularité et la rapidité de la cicatrisation.

2° *Les enfants opérés de bec-de-lièvre sont faciles à nourrir.* — Cette considération est évidemment majeure ; elle est la condition *sine qua non* de l'intervention. Certains chirurgiens se sont fait un argument puissant, il est vrai, mais absolument théorique, de la nécessité de faire garder la diète et de priver les enfants de l'allaitement. C'est loin d'être une nécessité pour assurer la guérison ; bien au contraire, il faut absolument nourrir les opérés, soit au sein, soit au biberon, soit à la cuiller, soit enfin à la sonde s'ils se montrent rebelles. Cette nourriture, ou volontaire ou forcée est indispensable, et heureusement elle est rendue possible, facile même par le gavage que l'on doit prolonger tant que les sutures restent en place. Dans le cas où l'enfant s'alimente lui-même, on n'a nullement, comme on l'a prétendu, à craindre pour la lèvre suturée les efforts de succion et l'engagement de la pointe de la langue dans la plaie ; c'est vraiment attribuer à une langue de nourrisson une vigueur physique bien extraordinaire que de supposer qu'elle peut, à elle seule, par des efforts continus, rompre des fils d'argent. Donc, la question de la nourriture, question capitale entre toutes et sur laquelle on s'était basé pour rejeter l'opération hâtive, doit être écartée, puisqu'il est toujours possible de combattre la résistance de l'enfant et d'en triompher par des moyens qui, en raison de leur peu de durée, sont absolument inoffensifs.

3° *La cicatrisation de la plaie se fait aisément.* — Tous les auteurs sont d'accord pour admettre que la cicatrisation des plaies, en général, est facile et rapide chez les enfants. Nous sommes loin cependant de partager l'enthousiasme de quelques chirurgiens qui prétendent que tout guérit et quand même chez les enfants ; oui, les plaies nettes, régulières, guérissent à la condition d'être soignées convenablement ; elles guérissent plus vite que chez l'adulte, c'est encore vrai, mais il faut les mêmes précautions, les mêmes soins que chez lui, et nous admirons vraiment, sans les avoir jamais observés à l'hôpital, les succès de Verhaeghe (1) qui dit : « Des faits nombreux m'ont démontré qu'après dix-huit heures et *moins même*, chez les jeunes enfants, ce travail réparateur est assez avancé pour maintenir en contact parfait les lèvres d'une division, quand même elles sont soumises à un certain degré de tension. »

Nous verrons en effet, en étudiant le manuel opératoire, qu'il a toujours fallu, dans nos observations, laisser les fils au moins quatre jours pour les cas simples, dix jours pour les cas compliqués. Quoi qu'il en soit, de cette question de durée qui est secondaire, le point principal c'est la certitude de la cicatrisation lorsque la plaie est faite sur des sujets sains. Nous n'en dirions pas autant si l'enfant ou plutôt l'adolescent porteur d'un bec-de-lièvre était un sujet strumeux, car chez lui les plaies les plus nettes ne cicatrisent que lentement et après avoir donné le plus souvent naissance à d'abondants bourgeons charnus.

Dans le même ordre d'idées nous placerons cette remarque faite par Dubois : « L'opération faite de bonne heure laisse après elle des traces moins apparentes et moins persistantes. »

Il ne nous a pas été possible de contrôler le fait, attendu que les enfants opérés ne reviennent guère à l'hôpital, ou du moins quand ils rentrent de nouveau c'est trop peu de temps après l'opération pour qu'on puisse juger en connaissance de cause. Nous ferons la même réserve au sujet de l'argument invoqué

---

(1) *Du bec-de-lièvre double; nouveaux procédés opératoires.* (Extrait des *Annales de la Société médico-chirurgicale de Bruges*, 1858.)

par Bouisson, qui se base sur la continuation du développement de l'enfant après la naissance pour légitimer l'opération hâtive. « Pendant que les parties voisines s'accroissent et prennent les proportions régulières que comporte le développement naturel, les lèvres et la voûte palatine où existent les fissures, n'acquièrent qu'une augmentation moindre, et se trouvent plus tard dans un état d'atrophie relative qui rend plus sensible la difformité buccale... La réunion opératoire des portions labiales séparées par la fente anormale, assure leur participation à la nutrition collective et favorise leur développement ultérieur dans des proportions convenables. »

En résumé, la bénignité de l'opération à la condition qu'il n'y ait pas d'hémorrhagie, la facilité de nourrir l'enfant, la cicatrisation à peu près certaine, voilà les considérants qui, pour M. de Saint-Germain, motivent et justifient l'intervention hâtive dans les becs-de-lièvre simples ; la crainte d'une hémorrhagie avec ses conséquences immédiates ou éloignées, doit, au contraire, faire retarder l'opération dans les becs-de-lièvre compliqués.

A côté de ce chapitre un peu long, mais dont on nous pardonnera l'étendue à cause de son importance, se place celui des contre-indications qui peuvent dépendre de l'enfant lui-même ou du milieu dans lequel il est placé.

Prenons d'abord les premières qui sont les plus formelles. Il est des cas où, malgré l'insistance des parents, le chirurgien doit s'abstenir plutôt que de courir à un échec à peu près certain. Quelquefois les enfants atteints d'un bec-de-lièvre naissent avec d'autres anomalies de conformation incompatibles avec la vie ; d'autres fois ils sont porteurs d'un vice héréditaire, d'une maladie acquise soit du tube digestif, soit des voies respiratoires. Dans ces cas on ne peut vraiment pas mettre l'insuccès sur le compte de l'opération et le chirurgien qui, malgré ces contre-indications indiscutables, assume la responsabilité d'une intervention, ne doit s'en prendre qu'à lui-même de l'insuccès forcé qui l'attend. Une question plus délicate est celle relative à la mortalité chez les opérés. Elle a été mise en avant par Dupuytren qui « objectait dans ses leçons orales qu'en opérant des enfants très jeunes, on augmente les chances de mortalité qui pèsent déjà sur cette première période de la vie » ; Denonvilliers ajoutait : « Ne vaut-il pas mieux s'abstenir et laisser ces pauvres petits êtres se débattre librement contre les mauvaises chances qui pèsent sur eux » ? Ces paroles, mises en pratique, conduiraient à l'abstention complète et l'enfant resterait condamné, en cas de survie, à une existence intolérable. Heureusement, ces deux mêmes auteurs, pour justifier leur conduite qui a été loin de consister dans l'expectation pure et simple, insistent plus loin sur « la prédisposition fâcheuse aux maladies graves des sujets atteints de bec-de-lièvre ». Or, il nous semble que cette prédisposition existe surtout lorsque l'enfant, par suite de sa division labiale, prend difficilement le sein, se nourrit mal, est quelquefois peu soigné à cause de l'horreur qu'inspire sa difformité. On objecte que l'existence d'une plaie est en quelque sorte une porte d'entrée pour des complications très graves : érysipèle, diphthérie, fièvres éruptives, etc..., et que la mortalité qui en résulte compense celle due à l'abstention. Il nous est impossible de répondre par des chiffres, puisque jamais, à notre connaissance, on n'a établi de statistique comparative pour la mortalité des opérés et des non opérés. Toutefois, nous ferons remarquer que les résultats des opérations prises en bloc, sans distinction d'âge ni de complexité, sont très satisfaisants, puisque Périat (1), sur 169 opérations, a trouvé 149 succès, 10 insuccès, 5 demi-succès et 5 morts. Cette statistique est peut-être, suivant l'expression de Demarquay, trop satisfaisante et ne correspond pas à la vérité. Les 16 cas que nous publions plus loin et qui se sont terminés par 15 succès et 1 insuccès peuvent également correspondre à une série exceptionnelle ; mais ce que nous voulons en retenir pour le moment, c'est non le succès opératoire, mais le chiffre de la mortalité qui, sur 185 cas, est de 5,

(1) *Recherches historiques sur l'opération du bec-de-lièvre et des avantages qu'il y a à la pratiquer chez les enfants nouveau-nés*, 1857.

c'est-à-dire environ 3 p. 100. Il nous semble qu'une opération qui donne 3 p. 100 de décès est loin d'être contre-indiquée lorsque l'affection à laquelle elle porte remède constitue « une prédisposition fâcheuse à des maladies graves ». Quant à la division congénitale du voile du palais qui accompagne si fréquemment la fissure labiale, elle ne contre-indique pas l'intervention, mais elle nécessite deux opérations : la première vers un ou deux ans, sera dirigée contre le bec-de-lièvre ; la seconde, contre la voûte palatine, sera beaucoup plus tardive ; d'après le professeur Trélat, elle doit être différée jusqu'à 7 ans au minimum (1). »

On a fait intervenir comme contre-indication l'insalubrité du milieu nosocomial. Cette objection qui, du reste, pourrait s'appliquer à toutes les opérations, tombe mal lorsqu'il s'agit du bec-de-lièvre, du moins pour nos 16 observations. Tous ces enfants, en effet, ont été opérés dans les salles Sainte-Pauline et Saint-Côme, où semblent se donner rendez-vous les fièvres éruptives et la diphthérie. Eh bien, tandis que bon nombre d'autres opérés ont malheureusement fourni un lourd tribut à ces complications, un seul bec-de-lièvre a été atteint de scarlatine, ce qui ne l'a pas empêché de guérir parfaitement. Nous n'avons, du reste, aucune explication plausible à donner pour expliquer cette immunité que nous désirions simplement faire ressortir.

Pour nous résumer, nous dirons qu'en dehors de la question d'âge qui prime toutes les autres, il n'y a qu'une seule contre-indication, c'est l'impossibilité de vivre pour l'enfant opéré et guéri de son bec-de-lièvre.

MANUEL OPÉRATOIRE.

L'opération, une fois décidée, exige quelques soins préliminaires. Nous n'insisterons pas sur le bon éclairage de l'appartement, la dureté du lit, l'assistance de plusieurs aides

(1) *Revue de chirurgie*, février 1885.

dont un sera chargé de maintenir immobile la tête de l'enfant pendant l'opération, rôle qui, sous ses apparences modestes, exige de la force et de la ténacité. Ces considérations n'empruntent aucun caractère spécial à l'opération du bec-de-lièvre. Il n'en est pas de même de la question si controversée du *chloroforme :* faut-il l'administrer ? doit-on s'en abstenir ? Voici ce qu'en dit Bouisson : « La rapidité de l'exécution chirurgicale permet de se dispenser de l'anesthésie, mais on ne doit pas renoncer au bénéfice de ce moyen si l'opération doit être laborieuse. J'y ai habituellement recours chez les enfants. » L'auteur précité subordonne donc sa pratique à la durée de l'opération, mais, en somme, il admet la chloroformisation. Dans son *Traité de chirurgie orthopédique*, M. de Saint-Germain se montrait déjà plus parcimonieux : « Commencez, dit-il, par donner à l'enfant *quelques bouffées* de chloroforme. » Certes, il ne viendra à l'esprit de personne d'accuser le chirurgien de l'hôpital des Enfants d'une crainte exagérée pour cet anesthésique ; il le donne chaque jour, par la méthode sidérante, à de nombreux malades, jusqu'à résolution complète, et cependant, pour le bec-de-lièvre, il l'a complètement abandonné ; jamais il n'endort les enfants qu'il va opérer, car pour lui les dangers auxquels on s'expose ne compensent pas les bénéfices que l'on en retire. Certes, l'opération est très douloureuse, mais la perception de cette douleur est la sauvegarde du malade et du chirurgien : l'enfant crie, avale du sang, mais il respire, tousse et expulse ce sang qui, dans l'anesthésie, viendrait obstruer les voies respiratoires et amènerait l'asphyxie. Quelquefois même il arrive que, malgré la veille, l'enfant trop jeune n'a pas la force de l'expulser, et il est nécessaire d'interrompre l'opération en inclinant le sujet sur le côté. Evidemment, tout enfant endormi n'est pas voué à une mort certaine, mais, puisque le danger existe, puisque le remède prophylactique est connu, il est bien plus simple de ne pas s'y exposer, d'autant plus que la durée de l'opération est extrêmement courte : les becs-de-lièvre simples demandent cinq minutes, les compliqués exigent le double environ. On aurait peut-être une immobilité plus parfaite, mais c'est là le rôle de l'aide chargé de maintenir la tête. Si donc la question de l'anesthésie n'est pas résolue définitivement, il n'en est pas moins vrai que les mêmes dangers signalés dans les opérations pratiquées sur la bouche chez l'adulte existent ici, avec cette circonstance aggravante que l'enfant offre moins de résistance et que sa vie peut être plus rapidement compromise.

Quoi qu'il en soit, le sujet étant étendu sur un lit dur, situation beaucoup plus commode que la position assise conseillée par Bouisson, M. de Saint-Germain procède aux différents temps de l'opération, qui sont : le décollement, la réclinaison ou la résection de l'os incisif, l'avivement, la réunion des bords de la plaie.

Décollement. — Le décollement de la muqueuse qui unit la lèvre au bord alvéolaire est presque toujours indispensable pour donner aux lambeaux la mobilité suffisante à leur rapprochement. Ce temps est admis par tous les auteurs, mais il est rejeté, à la fin de l'opération, par Demarquay, qui s'exprime ainsi : « L'avivement pratiqué..... souvent la réunion ne peut être obtenue à cause de l'adhérence de la lèvre à la muqueuse, et cela dans une certaine étendue ; il faut alors diviser ces adhérences, décoller même dans une certaine étendue les deux portions de la lèvre à réunir. Ce détachement de la lèvre, déjà conseillé par Fabrice d'Aquapendente, doit être fait avec mesure, car il expose aux hémorrhagies chez les petits enfants. » Cette raison nous semble en contradiction avec ce que nous avons toujours observé : Le décollement simple donne lieu à un écoulement de sang, oui, mais à un écoulement en nappe et non pas à un jet artériel comme l'avivement des lambeaux ; de plus, et ceci nous paraît plus sérieux, si dans un bec-de-lièvre compliqué, bilatéral par exemple, on pratique d'abord l'avivement, on se trouvera ensuite gêné par le sang pour décoller la face profonde du lobule médian et on s'expose à en perforer la base qui, à tout prix, doit rester intacte. Dans le cas contraire, on peut décoller tout à l'aise et plus tard pratiquer l'avivement de ses bords sans que le sang qui s'écoule à la face profonde et qui tombe dans la bouche vienne en masquer le pourtour. Pour faire ce décollement, M. de Saint-Germain se sert du bistouri et du doigt. Il rase avec l'instrument tranchant le bord alvéolaire de façon à laisser aux tissus mous la plus grande épaisseur possible. Lorsque le bistouri en a incisé une partie, il refoule avec le pouce et l'ongle la portion restante afin de mobiliser complètement les lambeaux cutanés.

Réclinaison ou résection de l'os. — Lorsque le bec-de-lièvre est simple, il est très rare que la saillie de l'os intermaxillaire soit suffisante pour nécessiter une opération spéciale, et si la suture prend bien, il ne reste qu'une légère procidence de la lèvre supérieure qui se corrige avec l'âge. Au contraire, lorsque le bec-de-lièvre est bilatéral et qu'il existe une saillie exagérée du lobe médian, il est impossible d'affronter les segments de lèvre sans repousser en arrière l'os incisif. Cette réclinaison ne peut guère se faire avec le doigt seul ; par une pression très forte on s'exposerait à déterminer des fractures de voisinage qui compliqueraient singulièrement l'opération. Il est bien préférable d'avoir recours à la gouge et au maillet qui permettent de sectionner l'os au lieu d'élection, c'est-à-dire au niveau du pédicule. On fait ainsi une fracture transversale, très nette, sans esquilles et qui guérit facilement. Lorsque l'os est mobilisé, il est aisé de le récliner avec le pouce qui le fait pénétrer entre les deux maxillaires ordinairement assez écartés pour le recevoir dans leur intervalle. On le place aussi exactement que possible suivant la direction de la courbe formée par ces deux os, et il y reste fixé en avant par la suture labiale. Dans certains cas, la réclinaison est impossible, car l'écartement entre les deux maxillaires est insuffisant ; il ne reste qu'un parti extrême, c'est l'extraction au moyen du davier après section préalable. Ce moyen est évidemment bien moins avantageux, puisqu'en supprimant les incisives, il gêne la mastication, enlève toute résistance à la lèvre supérieure qui ne possède plus de point d'appui médian et donne aux mâchoires « une forme sénile prématurée, à cause de la saillie relative du maxillaire inférieur ». Aussi M. de Saint-Germain conseille-t-il de récliner le plus souvent possible, et, au besoin, d'agrandir l'espace intermaxillaire par la pénétration de force de l'os incisif qui, enfoncé comme un coin, en éloigne les bords.

Avivement. — Ce temps s'applique aussi bien aux simples fissures labiales qu'aux becs-de-lièvre les plus compliqués. M. de Saint-Germain se sert, pour cette manœuvre, de ciseaux fins et de pinces à dents de souris. S'il existe un lobule médian, il commence par lui, en avive le bord droit et le bord gauche, ce qui donne presque toujours lieu à un jet de sang artériel quelquefois assez fort, mais dont on a facilement raison avec une pince hémostatique. La forme que prend alors le lobule est celle d'un triangle à base supérieure et à sommet inférieur destiné à s'enclaver entre les deux bords labiaux. Puis il procède à l'avivement des bourrelets latéraux en ayant eu soin par avance de placer deux pinces à forcipressure de chaque côté afin de comprimer les coronaires et d'éviter l'hémorrhagie gênante qu'amènerait leur section. Dans cet avivement, pour lequel il préfère beaucoup les ciseaux au bistouri, il prend le moins de tissu possible en tant que profondeur latérale, tandis qu'il incise toute l'épaisseur du bourrelet muqueux de façon à avoir une large surface cruente ; cette étendue est une des conditions du succès par la plus grande épaisseur de cicatrice qu'elle prépare. Une des modifications opératoires nouvelles consiste dans la direction du trait de ciseaux ; après avoir successivement essayé les procédés de Clémot, de Sédillot, etc..., M. de Saint-Sermain donne la préférence à la méthode des accoucheurs qui, opérant des becs-de-lièvre simples, se contentent de deux incisions parallèles aux rebords labiaux. Les méthodes précédentes ont, en effet, l'inconvénient d'être plus délicates dans leur exécution ; elles ne ménagent pas plus d'étoffe, obligent quelquefois à sacrifier le lobule médian, si utile pour former la sous-cloison, et exposent aux mêmes insuccès. La manière de faire des accoucheurs est, au contraire, extrêmement simple et, à la condition d'être pratiquée avec quelques précautions, elle donne presque toujours de bons résultats. M. de Saint-Germain la leur a empruntée pour les becs-de-lièvre simples, et l'a faite sienne, en la modifiant, pour les becs-de-lièvre compliqués. Il saisit le bourrelet muqueux avec la pince et le tranche d'un coup de ciseaux vertical en ayant bien soin de prendre l'angle inférieur dans son incision afin d'éviter l'encoche. Au besoin il revient à la charge et arrondit cet angle par une seconde section oblique qui donne ainsi une plus grande surface destinée à se juxtaposer avec la surface correspondante du côté opposé. Il en résulte un raccourcissement très léger du bord buccal de la lèvre supérieure, mais l'encoche est évitée et remplacée par une courbe arrondie à grand rayon qui ne donne aucun aspect disgracieux à la bouche. Quant à la partie nasale de la lèvre, elle n'offre pas toujours le même aspect; lorsque les narines sont bien limitées en bas, il respecte cette barrière, incise jusqu'à l'angle formé par l'écartement des bourrelets, le libère complètement; lorsque, au contraire, il n'y a pas de cloison, il en crée une artificielle par la suture du lobule médian avec le bord correspondant de la lèvre. Cette manière de procéder, qui lui est personnelle, a le grand avantage d'être très simple dans son exécution, très économe dans l'étendue des désordres et, ainsi que le montrent les observations ci-contre, elle a donné, dans tous les cas, d'excellents résultats.

Sutures. — Pour maintenir l'union des lèvres ainsi cruentes, M. de Saint-Germain se sert de sutures au fil d'argent. Ce moyen suffit lorsque l'écartement n'est pas trop considérable et que le rapprochement ne nécessite pas une traction trop énergique, par exemple le cas de fissure labiale simple et unique. Mais il n'en est plus de même lorsqu'il a fallu récliner l'os incisif; presque toujours alors l'étoffe est insuffisante et la jonction des lèvres ne saurait être obtenue qu'au prix d'une très forte traction par les fils d'argent, qui couperaient les tissus. Pour remédier à cet accident, cause fréquente d'insuccès, il faut se servir de la broche de Demarquay, longue aiguille à corps en maillechort et à pointe d'acier. On la fait pénétrer au-dessous des ailes du nez et de la cloison, en ayant soin d'embrocher de part en part le lobule médian qu'un aide refoule en arrière ; il a, en effet, une tendance naturelle à venir saillir en avant et, sans cette précaution, presque toujours il resterait au-devant de la broche au lieu d'être fixé par elle et formerait plus tard un bourrelet disgracieux sous la cloison. Quel que soit le soin avec lequel est placée la broche, dont la direction doit être légèrement oblique dans le sens de l'avivement, les narines sont presque toujours froncées, souvent même leur oblitération est complète et l'enfant est obligé de respirer par la bouche : il n'y a pas lieu de se préoccuper de cet inconvénient passager et nécessaire ; il disparaîtra dès que la broche sera enlevée, et les narines reprendront leur perméabilité antérieure. Deux plaques de plomb, qui présentent un orifice à leur partie centrale, sont ensuite enfilées par chacune des extrémités de la broche et amenées jusqu'au contact des tissus qu'elles sont destinées à protéger contre la pression du fil. C'est sur elles, c'est-à-dire sur une étendue relativement assez grande, que va se faire la traction au moyen d'un fil de chanvre ciré qui forme avec la broche une véritable suture entortillée et interdit aux lambeaux toute possibilité d'écartement. « On doit serrer de façon à obtenir un plissement de la lèvre supérieure ». Quand cette broche, qui « constitue un progrès énorme apporté à la guérison du bec-de-lièvre », est bien fixée, on procède à la réunion, après avoir préalablement bien lavé les surfaces saignantes avec une solution boriquée; cette précaution est indispensable si l'on veut obtenir une réunion bien régulière, qu'empêcherait l'interposition de caillots. Avec l'aiguille de Reverdin, on passe les fils, en ayant soin de charger toute l'épaisseur de la lèvre; le fil supérieur doit, en outre, embrocher le lobule médian qui, étant dès lors fixé par la broche d'une part, par le fil d'autre part, conserve exactement la position qu'on lui a donnée. La surface de coaptation est ainsi très grande, et dès que les fils sont serrés la petite hémorrhagie s'arrête d'elle-même, malgré l'enlèvement des pinces ; il est, en effet, très rare de voir le sang continuer à s'écouler lorsque la suture est faite ; une seule fois nous avons observé la continuation de l'hémorrhagie, elle était due à la section osseuse et a du reste cédé spontanément le deuxième jour. Combien faut-il de points de suture ? Le nombre en est variable avec la hauteur de la lèvre ; en général, trois ou quatre suffisent pour affronter complètement les surfaces saignantes.

Pansement. — Lorsque la broche est bien fixée, les sutures bien maintenues, faut-il appliquer un appareil contentif ? Avant l'emploi de la broche, les chirurgiens se sont évertués à trouver un moyen qui permît de maintenir la lèvre dans sa nouvelle situation. Mais aujourd'hui « tout appareil est inutile, et il est matériellement impossible à l'enfant de produire l'écartement si redouté. » Le moyen le plus simple, et qui est employé quotidiennement à l'hôpital des Enfants, consiste à appliquer une couche de vaseline sur la plaie afin de la préserver du contact de l'air. Ce pansement est très propre, sans danger pour l'enfant et d'une exécution très facile, ce qu'on ne pourrait pas dire des différentes moustaches artificielles que l'on fixait sur les joues à l'aide de collodion et que l'on rapprochait au moyen de fils venant se nouer derrière la tête.

Soins consécutifs. — Nous n'insisterons pas longuement sur les soins consécutifs, qui n'ont rien de particulier à cette opération. L'enfant doit être laissé au lit, dans la plus parfaite tranquillité ; il faut avoir soin de surveiller ses mains, qu'il porte instinctivement à la bouche, et avec lesquelles il pourrait compromettre la cicatrisation. A l'hôpital, où une surveillance incessante n'est pas possible, il est d'usage de les lui attacher dans un petit sac de toile qui permet des mouvements limités et ne détermine, par suite, aucune irritation.

L'enfant continuera à se nourrir au sein ; s'il ne veut pas le prendre, le biberon, la cuiller suffiront amplement pour le soutenir pendant quelques jours. Lorsqu'il est sevré, rien n'est plus facile, et nous n'avons jamais vu d'enfant repousser les aliments liquides qu'on lui présentait avec la cuiller. Toutefois, en cas de refus de nourriture, nous n'hésiterions pas, ainsi que le conseille depuis longtemps notre excellent maître, à recourir au gavage. C'est un moyen très pratique, vanté encore dernièrement dans ce journal par M. Bar, accoucheur des hôpitaux, à qui il a donné d'excellents résultats, puisqu'il a amené une augmentation continue dans le poids des enfants chez qui il a été mis en usage. Son emploi tend, du reste, à se généraliser non seulement pour les becs-de-lièvre, mais aussi pour les trachéotomisés, chez lesquels le refus de nourriture est presque une règle.

Enlèvement de la broche et des fils. — A quel moment convient-il d'enlever la broche? M. de Saint-Germain la laisse quatre jours pleins dans la plupart des cas ; quelquefois il ne l'enlève qu'au bout de cinq et même six jours. C'est là, on le comprend, une conduite nécessairement variable avec les cas. Lorsque la traction n'a pas dû être très énergique, lorsque la plaie ne présente pas d'indices de tiraillement et que les fils paraissent bien maintenir les surfaces accolées, on peut sans crainte supprimer ce puissant moyen de contention le cinquième jour ; si, au contraire, il a fallu tirer fort pour amener la jonction des surfaces, si les fils ont coupé les tissus, mieux vaut attendre un ou deux jours de plus. Il n'y a, en effet, aucun danger à temporiser ; la broche, par la nature même de son métal, par sa propreté extrême, par son asepsie complète, ne détermine pas d'inflammation (du moins nous ne l'avons jamais observée). Lorsqu'on la retire, on rencontre presque toujours, au niveau des plaques de plomb, deux petites ulcérations superficielles qui guérissent très rapidement et sans laisser de traces. Le lendemain, l'aspect du petit malade est tout à fait changé; les narines, qui étaient froncées, aplaties par la broche, se dilatent et l'enfant reprend sa respiration par le nez. Quelquefois le lobule médian fait une légère saillie en avant ; mais s'il a été bien saisi par la broche en même temps que par le premier fil supérieur, il n'y a aucune crainte à avoir ; à mesure que la cicatrice prendra de l'âge, il se rétractera et se mettra de niveau avec la lèvre.

Quant à l'enlèvement des fils, nous devons considérer le bec-de-lièvre simple et le bec-de-lièvre compliqué. Dans le premier cas, huit jours suffisent ordinairement ; plusieurs auteurs, entre autres Dubois, veulent qu'on les supprime plus tôt, M. de Saint-Germain, partageant l'opinion de Guersant, les laisse aussi longtemps que possible, par crainte de la désunion immédiate qui peut suivre un enlèvement prématuré. Dans les cas de bec-de-lièvre compliqué, il faut les laisser plus longtemps ; dix jours ne sont pas de trop. Du reste, qu'a-t-on à craindre ? La suppuration, mais elle n'est pas un obstacle à la réunion. La section des tissus aux points comprimés ? Elle n'est pas constante et surtout n'est jamais complète, sans compter que les points intermédiaires présentent une résistance bien suffisante et que le tissu cicatriciel est assez solide pour maintenir l'union.

Une fois les sutures enlevées, on observe une grande irrégularité des surfaces unies ; elles sont saillantes par places, déprimées ailleurs, plus affreuses encore que le deuxième jour après l'opération, où l'on remarque, dans les cas favorables, une véritable turgescence des lèvres. Il faut rassurer les parents, qu'inquiète cette véritable monstruosité, car elle est de courte durée ; après dix, quinze jours, tout rentre dans l'ordre ; les bords de la plaie se nivellent et il ne persiste plus qu'une ligne blanchâtre, trace indélébile de la cicatrisation ; disgracieuse chez la jeune fille, elle sera ultérieurement masquée chez le jeune homme. Quant à l'os incisif qui a été récliné, il s'accommode vite à sa situation nouvelle. Une véritable soudure par l'intermédiaire de tissu fibreux s'établit entre lui et les os maxillaires, qui le maintiennent immobile et permettent aux dents d'agir pendant la mastication ; toutefois, les incisives, qui ont perdu leur direction normale, se trouvent rejetées en arrière et appuient par leur face antérieure, au lieu de sectionner par leur bord tranchant; mais elles ne sont pas atteintes dans leur évolution, seul leur rôle est changé.

Quant aux complications, nous sommes loin de prétendre que le procédé décrit plus haut les évite toutes; mais n'en ayant pas observé, nous ne reprendrons pas celles qui sont indiquées tout au long dans les différents traités classiques; nous ne pourrions y apporter aucun fait nouveau, ainsi que le témoignent nos observations, dont voici le résumé :

A. — *Becs-de-lièvre simples.*

Observation I. — Charbonnier (Ernestine), âgée de 18 mois, entre salle Sainte-Pauline, le 17 février, pour un bec-de-lièvre unilatéral gauche de la lèvre supérieure.

Opération le 20 février. Les freins qui maintiennent les deux bourrelets muqueux au rebord alvéolaire sont détruits. Avivement des surfaces aux ciseaux jusqu'à l'angle supérieur qui est complètement libéré. Lavage antiseptique. Quatre fils d'argent maintiennent le contact parfait. Pansement à la vaseline.

Le 22. Les lambeaux sont turgescents, signe de bon augure. L'enfant est nourrie avec du lait et de la bouillie qui lui est donnée à la cuiller.

2 mars. Enlèvement des sutures. La réunion est complète ; les fils d'argent n'ont pas coupé.

L'enfant, ramenée à la consultation le 9 mars, ne présente plus que sa cicatrice linéaire très solide, sans encoche inférieure.

Obs. II. — Hoyet (Georges), âgé de 10 ans, entre salle Saint-Côme, le 30 mars, pour une simple fissure labiale gauche supérieure. Enfant strumeux, à lèvres épaisses.

Opération le 14 avril. Avivement. Trois fils d'argent. Très joli résultat immédiat.

Le 16. Les lèvres sont gonflées, de couleur violacée; température fébrile, crainte d'un érysipèle. Les jours suivants les phénomènes généraux disparaissent, mais la plaie ne va pas bien.

Le 24. Enlèvement des sutures ; aucune n'a pris. La difformité persiste comme avant l'opération. — Refus d'une nouvelle intervention à cause de l'état inflammatoire des rebords labiaux. L'enfant sort du service et n'est pas revenu depuis.

Obs. III. — Guyand (Marie), âgée de 2 ans, entre salle Sainte-Pauline, le 22 juin, porteur d'un bec-de-lièvre unilatéral gauche supérieur.

Opérée le 23 par le procédé habituel. L'opération et les suites n'ont rien présenté de particulier.

L'enfant sort guérie le 4 juillet.

Obs. IV. — Huly (Émile), âgé de 10 mois, est porté salle Saint-Côme, le 23 septembre, pour être opéré d'un bec-de-lièvre unilatéral gauche supérieur.

Les parents, ne voulant pas laisser leur enfant, l'opération est faite aussitôt. Rien de spécial.

Ramenée le 3 octobre ; enlèvement des fils ; la partie profonde de la plaie est bien prise et très résistante, la partie superficielle, au contraire, est désunie.

Ces quatre observations de becs-de-lièvre simples auxquelles nous pouvons en ajouter une cinquième d'un enfant de trois jours chez lequel l'opération a été suivie de succès, donnent trois guérisons complètes, un demi-succès et un insuccès. Le premier ne peut être expliqué que par le défaut de surveillance des parents, d'où la règle que suit désormais M. de Saint-Germain, de ne plus opérer que des enfants devant rester à l'hôpital quelques jours après l'intervention. Quant à l'insuccès complet de la seconde observation, il nous paraît intéressant à cause de l'âge et de la constitution du sujet. Il s'agissait, en effet, d'un enfant de 10 ans; or, c'est un âge trop avancé pour faire le bec-de-lièvre chez un scrofuleux ; à cette époque la diathèse est en pleines manifestations, et celle qui nous préoccupe le plus au point de vue chirurgical est la tendance que présentent ces sujets à faire des bourgeons charnus atones sans marche rapide vers la cicatrisation. Les plaies, quelque nettes qu'elles soient, ne guérissent pas chez eux par première intention, ou du moins c'est une exception ; il n'est donc pas étonnant que dans ces cas le bec-de-lièvre, où la réunion immédiate est absolument nécessaire, amène des insuccès : d'où la règle de ne pas tenter ce genre d'opération chez les enfants qui, âgés de 8 à 15 ans, présentent des manifestations strumeuses ; sans s'exposer à un échec certain, on diminue les chances de réussite.

B. — *Becs-de-lièvre compliqués.*

Nous réunissons sous forme de tableau les observations suivantes, car elles ont présenté une telle ressemblance dans le choix du procédé et dans les résultats acquis qu'il nous faudrait répéter, à propos de chaque cas, les mêmes détails que pour le précédent.

DATE d'opération et de sortie.	NOMS.	AGE.	VARIÉTÉ.	NATURE d'opération.	Résultats.
7 mai-24 mai....	Duvaux (Henri)....	13 mois.	Unilatéral.	Réclinaison.	Guérison.
13 nov.-25 nov..	Meunier (Louise)...	12 —	—	—	—
4 oct.-18 oct....	Dupuis (Maria).....	16 —	—	—	—
9 mars-25 mars.	Veyssière (Louis)..	16 —	—	—	—
2 mars-22 mars.	Porcheret (Charles).	2 ans...	—	—	—
10 avr.-24 avr....	Weber (Rosa)......	14 mois.	—	—	—
18 avr.-30 avr...	Leman (Lucie).....	13 —	—	—	—
8 mai-22 mai....	Laporte (Lucie)....	13 —	—	—	—
11 mars-31 mars.	Chabot (Marie).....	19 —	Bilatéral.	Résection.	—
8 avr.-1er mai...	Poirier (Gaston)....	17 —	—	Réclinaison.	—
28 févr.-15 mai..	Sans (Paul).........	26 —	—	Résection.	—
24 mars-4 avr...	Guérin (Paux)......	2 ans...	—	Réclinaison.	—
22 mai-4 juin...	Petit (Hélène)......	16 mois.	—	Résection.	—
2 oct.-20 oct....	Prévost (Désiré)...	18 —	—	Réclinaison.	—

Ces quatorze observations, où il s'est toujours agi de becs-de-lièvre très compliqués, ont donné quatorze résultats favorables. Trois fois il a fallu faire la résection de l'os incisif, car l'écartement des maxillaires était par trop faible pour permettre la réclinaison sans amener de fracture de ces os. Pour les onze autres cas, elle a été possible et ne s'est jamais accompagnée d'accidents ; la soudure s'est parfaitement faite, et lorsque les enfants nous ont été ramenés, les dents incisives offraient une fixité complète.

En terminant nous signalerons, outre le succès chirurgical qui est le côté important de l'intervention, le succès esthétique ; nous regrettons de ne pas pouvoir donner les photographies des sujets avant et après pour montrer combien, malgré la jeunesse de l'opération, les divers fragments de la lèvre supérieure sont bien réunis, et nous croyons être en droit de dire qu'avec les modifications précédentes, l'application du procédé dit des accoucheurs aux becs-de-lièvre compliqués est une innovation heureuse tant au point de vue de la sûreté qu'au point de vue de la beauté des résultats obtenus.

Paris. — Typographie A. PARENT, A. DAVY, successeur,
52, rue Madame et rue Monsieur-le-Prince, 14.

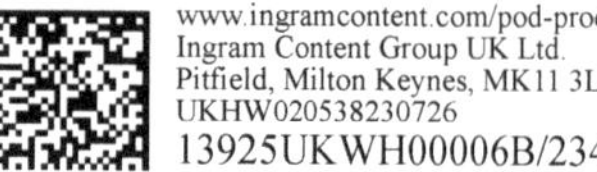
www.ingramcontent.com/pod-product-compliance
Ingram Content Group UK Ltd.
Pitfield, Milton Keynes, MK11 3LW, UK
UKHW020538230726
13925UKWH00006B/2341